I0040646

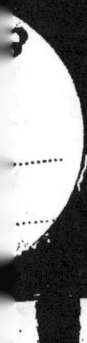

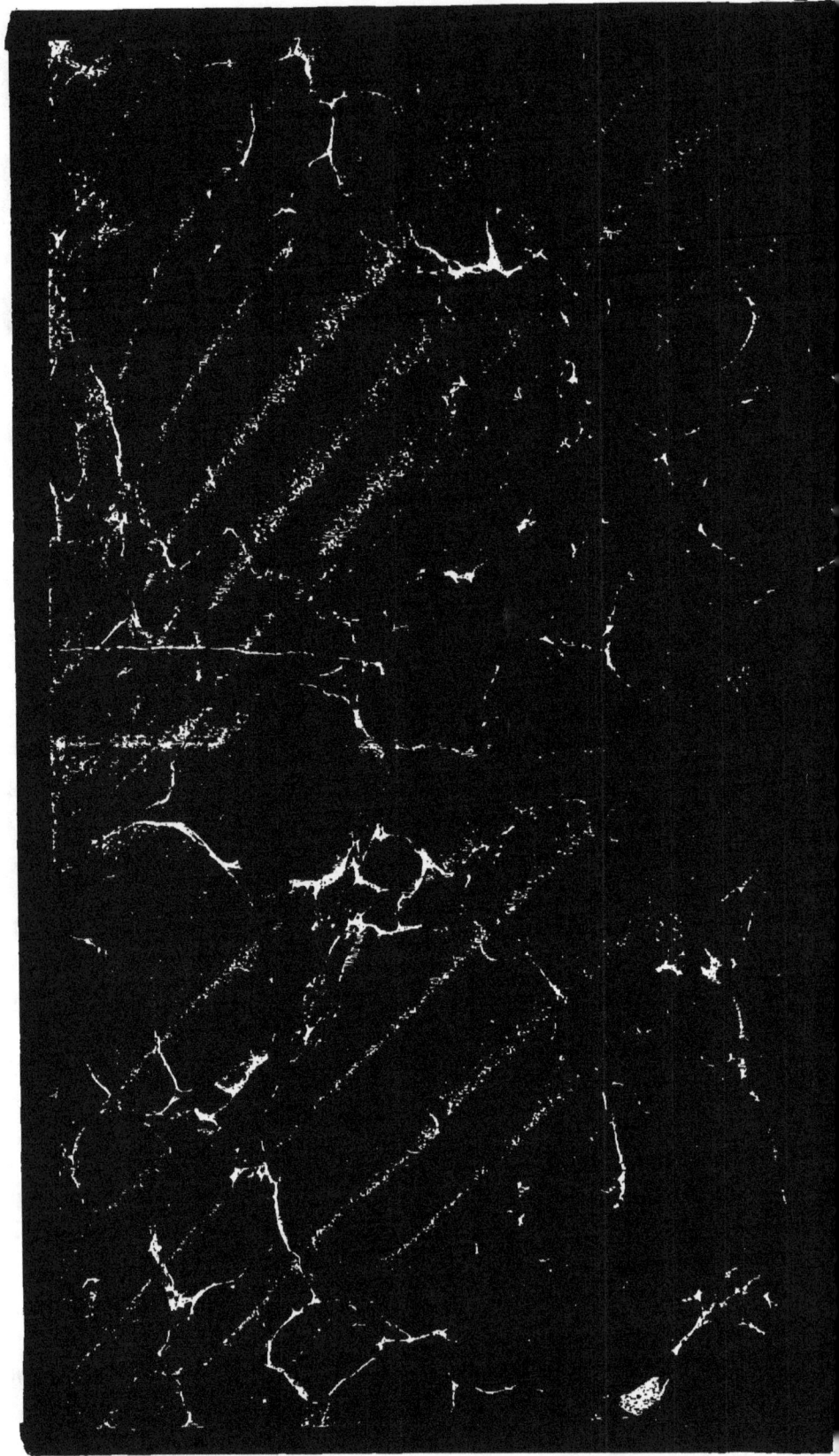

T_c^1 $\begin{matrix} 33 \\ 19 \end{matrix}$

П. 2625.
Fam.

l'Hygiène

DES HOMMES DE LETTRES

ET DES EMPLOYÉS.

T

IMPRIMERIE DE SELLIGUE,
RUE DES JEUNEURS, N° 14.

l'Hygiène

DES HOMMES DE LETTRES

ET DES EMPLOYÉS.

IXTRAITS DE PLUTARQUE, DE MICHEL MONTAIGNE
ET AUTRES GRANDS AUTEURS.

par Jules de St-Aure,

La santé est la seule chose qui
mérite qu'on emploie non
seulement le temps, la peine,
les biens, mais encore les
soins, de la vie entière; car
la volupté, la sagesse, la
science et la vertu, s'éva-
nouissent.
(MICHEL MONTAIGNE).

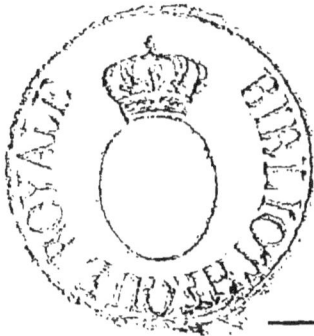

PARIS.

BARBA, LIBRAIRE, PALAIS-ROYAL,
PAULIN, LIBRAIRE, PLACE DE LA BOURSE.

1832.

Profession de foi.

> Si c'est horrible de mentir,
> quelle épithète restera-
> t-il pour ceux qui en font
> métier?

Mes chers Confrères,

A l'intitulé de ce livret, n'al-
lez pas le prendre pour un de
ces imprimés d'Empiriques

I

dont on vous assaille aux deux
bouts du Pont-Neuf et sur les
boulevarts.

Je ne suis ni chirurgien, ni
médecin, ni pharmacien, encore moins charlatan ; je suis dra-
maturge, musicien et roman-
cier : l'amour de ma conservation, ce sentiment inné chez
tous les hommes, m'en a fait de
bonne heure rechercher tous
les moyens, et mon goût pour
les ouvrages des anciens philosophes m'ayant fait rencontrer
dans leur lecture, de ces pré-

ceptes fondamentaux trouvés
dans la méditation, et avérés
par l'expérience, j'en compilai
et ajustai à mon usage, ce petit
traité d'hygiène, dont j'ai fait
jusqu'à présent ma règle et mon
profit.

J'ai bientôt 40 ans, et je ne
me souviens pas d'avoir été
malade de ma vie, si ce n'est
chez ma nourrice, et, je crois,
pour mes grosses dents.

Quelques uns de mes amis,
étonnés de la stabilité de ma

santé, me demandèrent en riant
ma recette. Je leur montrai mon
manuscrit; ils le goûtèrent, plusieurs le copièrent, et d'autres
plus paresseux d'écrire, m'en-
gagèrent à le faire imprimer,
comme propre à ramener beaucoup d'esprits volages sur le
soin de leur intérêt le plus
cher; j'ai donc cru devoir céder
au motif de cette sollicitation.

Ce recueil d'excellentes maximes m'a déjà essentiellement
servi, il a paru obliger beaucoup de mes amis; s'il peut en-

core être utile à quelqu'autre
de mes concitoyens, je l'estime-
rai avoir assez mérité du Pu-
blic, et je dirai de mon livret,
si je vous le vois acccueillir:
Mes chers confrères, il a plus
de bonheur qu'il n'est gros.

Avant-Propos

Qu'il faut lire.

———◆———

L'amour est la source des
plus grands plaisirs et
des plus grandes peines.
(PLAUTE.)

Dans l'enfance, on ignore la santé;
dans la jeunesse, on la brave; sur
la fin de ses jours, on l'implore; c'est

dans l'âge mûr qu'on peut l'appré-
cier, et que notre raison nous inté-
resse à la cultiver. C'est le bien le plus
précieux, celui sans lequel on n'en
peut goûter parfaitement aucun autre ; c'est enfin ce que le bon Montaigne appelle « la chose par excellen-
» ce, et la seule qui mérite qu'on
» emploie à sa poursuite, non seu-
» lement, le temps, la peine, les
» biens, mais encore les soins de la
» vie entière. Sans elle, ajoute-t-il, la
» volupté, la sagesse, la science et la
» vertu, se ternissent et s'éva-
» nouissent. » Mais la plupart des
hommes n'en jouissent que comme

d'un don du hasard, et sans se sou-
cier d'aucune notion de ce qui peut
tendre à la conserver.

Il est étonnant que la science la
plus importante, celle qui tient de
plus près à notre être, soit le plus
généralement négligée. On s'instruit
ardemment pour la conduite de ses
affaires, et on reste indifférent sur
les connaissances propres à la conservation de la santé. On évite avec
soin tout ce qui peut susciter des
procès, et on ne prend pas garde à ce
qui peut amener des maladies. Est-
on indisposé? On a des médecins
qu'on paie pour venir nous réparer,

comme le mâçon répare notre mai-
son , et ces messieurs, auxquels on
s'abandonne aveuglément , nous
tuent ou nous sauvent, selon leur
plus ou moins de lumières, ou d'at-
tachement à notre personne: De
toutes les maladies humaines, il en
est peu qui viennent de la nature,
dans les sujets bien constitués ; tout
le reste vient de nous : or, le meilleur moyen de se soustraire aux médecins, pour ces dernières, c'est d'é-
viter les maladies par un régime
senti et salutaire; voilà le but de ce
petit code physiologique.

Mais afin de pouvoir se rendre

compte de la conduite à tenir pour
se bien porter, il faut préalablement
avoir une idée sommaire de sa con-
formation interne, de la manière
dont s'opèrent nos principales fonctions. Il est, ce me semble, honteux
d'exister sans savoir par quel mé-
canisme, et de ressembler à ces
personnes qui s'imaginent être
creuses, comme les figures de plâtre
de leur jardin.

Un villageois me disait d'un de
ses amis mort d'un mal de jambe,
par suite d'ivrognerie, que sa jambe
s'était si fort emplie de vin, qu'à la
fin, il a bien fallu qu'elle crévât. Sa-

chons donc d'abord, autant qu'il nous est possible de le savoir, ce que c'est que notre corps.

vv

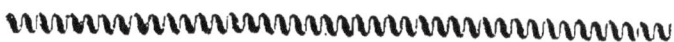

CHAPITRE PREMIER.

—

Du corps humain.

> Il y a des misères sur la terre
> qui saisissent le cœur. Il
> manque à quelques uns jus-
> qu'aux alimens. Ils appré-
> hendent de vivre....
> Le pauvre est bien proche
> de l'homme de bien.
> (LABRUYÈRE.)

Notre corps est un assemblage
harmonieux des parties physiques,
qu'on peut appeler l'enveloppe de

l'âme : en l'ouvrant, on voit la plus surprenante et la plus admirable machine mécanique, au centre de laquelle est un alambic qui, recevant extérieurement les matières nécessaires, les dissout, les décompose pour former une matière nutritive qui, passant par différens laboratoires dans lesquels elle est encore décomposée, forme plusieurs autres liqueurs destinées à divers usages.

Les os sont la charpente qui soutient toutes les parties de cette admirable machine : cette charpente est creuse et renferme une moëlle, émanation du cerveau qui, recevant par une multitude innombrable de canaux imperceptibles , une liqueur nourrissante, la digère , pour ainsi dire, et en forme une huile, laquelle entrant daus les pores des os leur tient lieu de sève. Elle est forcée d'y circuler, y étant retenue par une membrane qu'on nomme *périoste*, qui enveloppe au dehors toute cette charpente. Cette membrane , tissu merveilleux d'une quantité de petits canaux, reçoit par eux sa nourriture, et en fait part encore aux os qu'elle couvre.

Notre corps étant destiné à se mouvoir, à tourner dans tous les sens, à se baisser, se relever, s'étendre et se plier de tous côtés, avait besoin d'une quantité prodi-

gieuse de charnières; il y en a de toutes les espèces. Les bras, les mains,
les cuisses, les jambes, les pieds
sont attachés par une multitude de
leviers, de formes, longueurs et
grosseurs différentes. Tous ces leviers, qui sont des muscles, meu-
vent les os par des charnières de
diverses formes, les unes comme
des poulies, les autres comme des
chevilles, jointes ensemble par des
ligamens.

Le coffre est composé antérieure-
ment de vingt-quatre côtes formant
berceau, et postérieurement par
une tige droite portant vingt-quatre
charnières; emboîtées les unes dans
les autres, elles entrent, sortent,

tournent l'une sur l'autre en tout
sens ; et, par cette facilité, baissent,
relèvent, tournent et dirigent ce
coffre selon ses besoins. Ce genre
de charnières se nomme *vertèbres*.

Tous les intervalles de cette charpente sont remplis par une matière
molle qu'on appelle *chair*, soutenue
par un nombre infini de ces leviers
animés, que nous venons de dési-
gner sous les noms de muscles et
tendons, chacun desquels ayant une
direction et un mouvement parti-
culiers, entraîne les chairs à leurs
actions. Cette chair, formant le ventre des muscles, est nourrie par une
multitude innombrable de petits
canaux, et traversée partout d'une

1*

infinité de petits vaisseaux de différentes grosseurs; les uns composés
d'une simple tunique, on les nomme
veines ; les autres d'une double
tunique, on les nomme *artères*; ils
servent à conduire le sang et la lymphe, qui en est la partie séreuse et
qui roule avec lui. Tous ces muscles
et ces chairs se correspondent par
un tissu de petits filamens appelés
fibres, qui leur servent de cordages
et les traversent en tout sens, pour
les lier et les unir ensemble dans
tous les mouvemens.

Toutes ces parties molles sont
encore recouvertes par un tissu admirable qu'on nomme *nerfs*, qui,
émanant du cerveau, se partagent

en multitude de rameaux entrelacés comme un filet. Ils se communiquent en tout sens et sont doués d'une si grande sensibilité, que le moindre ébranlement qu'éprouve une partie, est ressenti par le tout au même instant.

Enfin, le tout est enveloppé d'une membrane épaisse qu'on nomme *peau*, et qui est recouverte elle-même d'un autre tégument beaucoup plus délié qu'on appelle *épiderme*. Tous ces tissus sont percés de petits canaux creux appelés *pores*, sans cesse abreuvés par la liqueur qui lui est propre. Dans les interstices de ces tissus sont plantés une multitude de petits oignons semblables à ceux des fleurs, de chacun desquels sort une tige que l'on nomme *poil*. Ceux de la tête, plus humides que les autres, sont les plus longs de tous ; on les appelle *cheveux*. Ces oignons sont de véritables végétaux ; ils ont des racines creuses qui pompent l'humidité, l'apportent dans l'oignon qui la digère et en forme une sève qui circule dans plusieurs petits tuyaux, et est portée jusqu'à l'extrémité de la tige. Quelle délicatesse , quelle finesse doivent avoir ces tuyaux nourriciers dans un poil follet ? Que de merveilles !... O... *Altitudo !....*

Au haut de la colonne verticale est placée la tête , qui renferme

mille chefs-d'œuvre ; elle tourne par
des ligamens musculaires, dont les
uns ne lui permettent que de former
un demi-cercle, et les autres l'empê-
chent de se renverser. Cette tête est
une boîte osseuse garnie au dedans
d'une quantité de cloisons. Dans la
partie supérieure, sous une voûte im-
pénétrable par la dureté des os qui la
forment, est placé le cerveau, substance moëlleuse, traversée de toutes
parts d'une multitude de filets et
vaisseaux imperceptibles qui forment
un labyrinthe. C'est dans ce labyrinthe que naissent les pensées et
sont conservées les idées.

Cette substance enveloppée de
plusieurs tuniques, se prolonge

dans les vertèbres de l'épine et prend
alors le nom de *moëlle allongée* : se
divisant ensuite en plusieurs bran-
ches qui prennent différentes formes et différens degrés de dureté,
elle compose ce tissu incompréhensible qu'on nommé *nerfs*. Le cerveau est le vrai laboratoire de l'âme;
elle y réside probablement toujours:
car tout semble en émaner, s'y rap-
porter, et tous les nerfs, seuls or-
ganes de la sensibilité, s'y réunir.

Partons de ce principe posé, pour
suivre l'âme dans ses opérations ;
principe néanmoins très-conjectural,
mais auquel nous nous arrêterons
préférablement ici, d'après le sys-
tême d'Hypocrate, qui place l'âme

au cerveau, comme Descartes, dans
la glande pinéale : sans rien préju-
ger des opinions contraires d'autres
philosophes qui la font résider :
Aristote, dans toute l'habitude du
corps; Epicure, dans l'estomac; les
Stoïciens, dans le cœur; Empédo-
clès, dans le sang, et disant d'ailleurs
sur le reste de cette question méta-
physique, qui n'est pas de notre res-
sort, ce qu'en a dit sagement Cicé-
ron : *Quâ facie sit animus, aut ubì
habitet ne quœrendum quidem est.*
Quant à la forme et au siège de
l'âme, c'est ce dont il ne faut pas
seulement s'informer.

CHAPITRE II.

—

Des cinq sens.

> Il n'a manqué aux animaux
> pour avoir ce qu'ils n'ont
> pas assez, ce que les
> hommes ont de trop.

L'âme étant toujours renfermée,
et ayant par conséquent sans cesse
besoin d'être avertie de tout ce qui

se passe au dehors, tant pour l'approvisionnement que pour la conservation de la machine qui l'enveloppe, entretient au dehors cinq sentinelles qu'on nomme sens.

Deux de ces surveillans, la vue et l'ouïe, les plus importans pour elle, en sont placés plus près pour la prévenir de tout ce qui arrive même au loin. Celui qu'on nomme la *vue*, est formé de deux globes mobiles, garnis en dehors de deux peaux fortes, appelées *paupières*, qui par le moyen de plusieurs muscles s'ouvrent et se ferment pour les reposer quand l'âme n'en a plus besoin.

Le globe de l'œil est une vraie chambre noire. Une tunique épaisse

2

qu'on nomme le *blanc* arrête les
rayons de lumière ; ne pouvant pas
la traverser, ils se rassemblent dans
le centre. Un cercle qu'on nomme
l'*iris*, les réunit dans un trou appelé la *prunelle*, garni d'un cristal len-
ticulaire dit *cristallin*. Ils traversent
cette lentille, et vont former l'ima-
ge de l'objet sur un réseau très-dé-
lié et très-serré qu'on nomme *rétine*.
C'est là que l'âme est avertie de la
forme, espèce, etc. de l'objet, pour
faire usage ou non de cette connais-
sance.

L'œil étant destiné à veiller sur
tout ce qui l'environne, a besoin de
se tourner à droite, à gauche, de se
baisser, de se relever, de décrire

un demi-cercle en bas, en haut : six muscles auxquels aboutissent différens ligamens, lui facilitent ces divers mouvemens. Ce n'est pas tout; ces parties étant dans une action continuelle, s'échaufferaient et s'useraient même promptement par les frottemens; la nature les a fait nager dans trois humeurs différentes qui les conservent, les séparent et se renouvellent sans cesse. La sérosité que les frottemens en expriment est reçue dans une glande ou éponge placée au coin de l'œil, qu'on nomme *archantis*, qui fait écouler cette sérosité par les conduits du nez. Toutes ces substances sont aussi nourries par une multitude de petits canaux et vaisseaux imperceptibles.

Le second sens qu'on nomme l'*ouïe*, est composé extérieurement de deux pavillons appelés les *oreilles*; ce sont deux entonnoirs cartilagineux qui, recevant l'air ébranlé par les sens, le conduisent dans un creux placé au centre qu'on appelle la *conque*, parce que sa forme ressemble à celle de la coquille d'un limaçon. L'air est porté par ce conduit tortueux sur une membrane qu'on nomme *tambour*, sous laquelle est un très-petit nerf de la plus grande sensibilité, qui à l'aide de petits muscles, tend plus ou moins cette membrane comme la peau d'un tambour.

Derrière cette membrane est une cavité qu'on nomme la *caisse*. Cette cavité renferme un air très-subtil, qui reçoit l'impression que l'air extérieurement vibré fait sur la membrane. De petits muscles imperceptibles font hausser et baisser un petit marteau renfermé dans cette caisse, qui frappe sur un petit os, qu'on nomme par cette raison l'*enclume* : enfin le son entre dans une cavité appelée labyrinthe, remplie de petits trous ou cellules. La première partie de cette cavité se nomme le *vestibule*, la seconde, le *limaçon*, et est composée d'une lame

spirale qui séparant en deux le ca-
nal qui tourne autour du noyau de
ce limaçon, forme deux rampes
douces, et aboutit au nerf auditif
qui probablement transmet à l'âme
les sons reçus par ébranlement.

Le troisième sens qu'on nomme
tact, ou *toucher,* est le plus étendu
de tous, les nerfs recouvrant toutes
les parties du corps. Dès qu'une
chose semble convenir à la vue, l'âme
fait mouvoir de proche en proche
cette multitude de leviers qui forment les bras et les jambes, pour
aller à l'objet ; les doigts s'en sai-
sissent, le portent au nez, pour que
l'odorat en juge ; et ces trois sens de
concert en rendent compte à l'âme.

Le quatrième sens est l'*odorat*. Le
nez qui en est l'organe extérieur, est
composé de deux conduits séparés
par une cloison; le tout est cartilagineux. Ils aboutissent à l'os qu'on
nomme *cribleux*, parce qu'il est par-
semé de trous. Les cavités du nez
sont remplies de plusieurs lames
cartilagineuses, séparées et tournées
en spirales, qui aboutissent à ces
trous où se trouvent des nerfs qui
reçoivent vraisemblablement l'impression des odeurs.

Le cinquième sens, est le *goût*.
Lorsque la vue, le tact et l'odorat
ont approuvé, la langue qui, par
le moyen de dix muscles, est capa-
ble de tous les mouvemens possibles,

s'empare de l'objet ; elle en exprime le jus le plus subtil, en le pressant fortement contre le palais avec des mouvemens accélérés. Ce jus pénétrant dans une foule de petits mamelons que l'on nomme *houpes nerveuses,* y est essayé : s'il convient, la langue porte l'objet entre les dents qui le broient et le tournent à plusieurs fois, pour qu'il soit également broyé.

Les glandes salivaires pressées par cette action , fournissent une liqueur appelée salive, qui commence la fermentation, et forme du tout une pâte liquide. Quand cette pâte est bien préparée, *le pharynx,* espèce de soupape qui est au fond de

la bouche, s'ouvre, et la pâte est
introduite dans *l'œsophage*, grand
conduit qui aboutit à l'estomac.

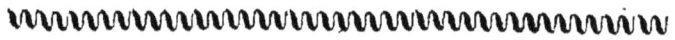

CHAPITRE III.

—

De l'estomac.

> On pèse sur la vie comme
> sur le corps le plus so-
> lide, sans songer qu'elle
> n'est qu'une toile d'arai-
> gnée.

L'estomac est une poche formée
d'une membrane épaisse et attachée
par de forts ligamens. L'intérieur de

cette poche est garni d'un multitude de petites glandes, ou éponges,
qui contiennent une liqueur acide
et dissolvante, comme l'eau forte,
qu'on nomme *sucs gastriques*.

Lorsque les alimens tombent dans
cette poche, leur poids la fait
baisser et s'étendre. Cette tension
serre les glandes, et en les expri-
mant, en fait sortir la liqueur qu'elles
renferment. Ces sucs gastriques, in-
jectant les alimens déjà préparés et en
fermentation, les incitent et les dissolvent, jusqu'aux plus petites parties. La fermentation augmente, et
la sécrétion des différentes substances s'opère par la chaleur de cette
fermentation, comme dans un alam-

bic. Les parties subtiles se séparent et forment le chyle, liqueur blanche et épaisse, qui passe dans les veines du mésentère où elle est convertie en sang.

Le poumon, substance spongieuse, reçoit l'air extérieur par le *Larynx*, autre soupape placée au fond de la bouche à côté du pharynx, et par la trachée-artère, autre conduit voisin de l'œsophage; le poumon, dis-je, se dilate, et se resserre sans cesse, par le moyen de soixante cinq muscles pour l'aspiration, et l'expiration de l'air. Ce flux et reflux continuel d'air, pareil à celui d'un souflet, et qu'on appelle *systole* et *dias-*

tole, fait circuler les liqueurs de la tête aux pieds et des pieds à la tête, au moins soixante fois par minute.

CHAPITRE IV.

—

Du sang, des liqueurs et des humeurs.

> Nous posons à peine sur la
> terre que nous nous y
> occupons sans cesse de
> chimères et de projets
> ambitieux.

Le sang porté dans le cœur qui
en est le réservoir, s'y épure; sa
partie subtile forme les esprits vi-

taux qui, par les artères, sont dis-
tribués dans tout le corps. Le sang
porté dans le cerveau s'y subtilise
encore, et y engendre des esprits
animaux qui forment la pensée et
donnent le mouvement aux muscles. Ces esprits animaux s'épurant et
se subtilisant de nouveau, forment
l'humeur nervale, baume précieux,
qui entretient les nerfs dans le degré de flexibilité et d'élasticité nécessaires, et leur donne cette admirable sensibilité si essentielle à toutes
les opérations de l'âme.

Enfin, par une dernière dépura-
tion, l'humeur nervale se subtilisant
encore, se convertit en esprits sper-

matiques , matière incompréhensible de la génération.

Toutes ces liqueurs n'étant formées que des parties subtiles des alimens, le marc qui est resté dans l'estomac, est encore décomposé par la chaleur ; et la fermentation en sépare une liqueur épaisse qui, passant par le foie, s'y convertit en bile ; là elle se filtre dans différentes glandes ou éponges, se rassemble dans le fiel, et se disperse dans tous les intestins pour les vernisser et faciliter l'écoulement des matières qui y passent.

Le *caput mortuum*, ou le dernier marc, ayant été bien exprimé, tombe dans les intestins ; c'est un conduit de plus de cinq aunes de long, replié sur lui-même et formé par une membrane vernie en dedans par la bile, sur laquelle glisse ce marc. Ces intestins ont aussi une quantité de veines, de vaisseaux, de nerfs, de feuillets; ils font plusieurs contours et sont maintenus dans la position qu'ils doivent avoir par le mésentère, qui est ce qu'on appelle la *fraise dans le veau.* Les intestins se terminent par un conduit perpendiculaire appelé *rectum*, qui aboutit à un trou nommé l'anus, plissé comme l'ouverture d'une bourse.

Le sang et les liqueurs ont aussi des voies de décharge qui filtrent sans cesse les parties grossières du sang ; les pores de la peau, c'est ce qu'on nomme *transpiration*. On appelle transpiration naturelle , celle qui se fait insensiblement et sans cesse ; et transpiration accidentelle, ou sueur, celle qui se fait par les mêmes pores , plus abondamment, après des exercices violens.

Les parties aqueuses et séreuses du sang se filtrent et tombent dans une poche membraneuse qu'on nomme *vessie* , percée dans la partie inférieure d'un trou plissé , garni de muscles qui l'ouvrent et le resserrent comme l'anus. On l'appelle *sphincter* ; il jette au dehors la liqueur superflue qu'on nomme l'*urine*.

Pour peu qu'on réfléchisse sur
cette analyse, on ne peut pas, ce
me semble, s'empêcher: 1° de trem-
bler à la vue de l'extrême petitesse
et délicatesse de cette multitude de
fibres et de vaisseaux; ils sont
creux, il faut que nos liqueurs y
circulent : pour peu qu'elles soient
trop épaisses, elles s'y engorgent,
ainsi que dans cette quantité de petites glandes qui les filtrent.

Le moindre effort suffit pour les
rompre: tout excès apporte des efforts; nous sommes donc très-inté-
ressés à être sobres et modérés;
2° de veiller à nos digestions; si elles
sont mauvaises, elles ne forment
que des glaires qui, étant épaisses

et visqueuses, ne peuvent pas s'é-
couler par les conduits destinés au
chyle. Elles restent dans l'estomac,
tapissent sa membrane et bouchent
par conséquent les ouvertures des
glandes qui ne peuvent injecter ni
inciter les alimens de leur liqueur
dissolvante. N'étant pas dissoutes,
elles se corrompent et infectent
toute la masse des liqueurs; celles-
ci s'épaississent, forment des en-
gorgemens, des obstructions , portent le désordre dans les esprits
animaux, par conséquent dans les
idées, la pensée, l'esprit, la mé-
moire, et causent le malaise général
de l'âme et du corps.

Il est donc indispensable d'avoir

sur soi-même une attention continuelle, pour se maintenir toujours
dans cet équilibre, cette égalité et
ce calme si nécessaires à notre bien-
être. Nous allons rassembler ici les
avis les plus sensés des anciens auteurs qui ont le mieux écrit sur
cette matière.

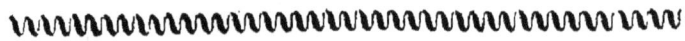

CHAPITRE V.

———

Pratique générale pour se bien porter.

> Le plus expert en amour
> s'y trouve pris lui-
> même, et ne sait pas
> profiter des avis qu'il
> donne aux autres.
> (OVIDE.)

Nulle vraie volupté sans tempé-
rance : cela est si vrai qu'on voit
toujours la peine suivre l'excès.

C'est la leçon constante de la nature.

L'homme a une pente invincible
pour le plaisir, c'est le chemin de
son bonheur; mais il faut que la
modération lui sauve le repentir.
Usez, n'abusez point: voilà la première et la plus juste de toutes les
maximes.

Pour nous affermir dans le soin
de notre santé, il est utile de voir
quelquefois des malades et de réflé-
chir sur le malheur de leur condition
comparée à notre état bien portant:
au lieu que nous attendons souvent
que nous l'ayons perdue pour en sen-
tir tout le prix. Chérissons donc sa
possession autant que, dans ce cas,

nous en désirons le retour. Car : Naître, vivre et mourir sont les trois épo-
ques de l'homme; il ne se sent pas
naître, il souffre en mourant et ou-
blie de vivre.

CHAPITRE VI.

Du boire et du manger.

La gourmandise et l'ivrognerie
sont comme la curiosité, in-
nocentes par leur principe,
criminelles par leurs effets.

Nos premières considérations doivent porter sur les choses que nous
introduisons journellement en nous

3

mêmes, dont nous composons chaque jour notre chyle, nos liqueurs,
c'est-à-dire, nos alimens, tant li-
quides que solides.

Il est essentiel de se former pour
le quotidien un ordinaire sain, con-
venable, à peu près le même, sans
liqueurs, sans café, sans vin falsi-
fié, etc. Ce que l'on prend par hasard, n'importe pas tant à notre
santé que ce qu'on prend habituellement. Je dis à peu près le même,
parce qu'il y aurait un autre incon-
vénient à prendre pour certains
mets une habitude portée à un point
qui nous les rende indispensables.

Cet ordinaire peut être composé
de viande, mais avec quelques plats

de végétaux qui tempèrent sa tendance à la putridité. La viande mangée seule ou en trop grande quantité, nourrit trop, cause des transpirations excessives, force le sang, et le dispose aux maladies inflammatoires et putrides ; au lieu que les végétaux, moins élaborés, modèrent cet effet. Comme ils nourrissent moins, ils fournissent une plus grande quantité de résidu. C'est par cette propriété qu'ils sont rafraîchissans et entretiennent la liberté du ventre.

Mais dans ce modeste ordinaire, étudié par la qualité, il y a encore le danger de la quantité à éviter. L'habitude de trop manger fait trop d'humeurs, et le trop d'humeurs rend graves nos moindres indispositions.

Une personne bien portante qui mange et boit environ huit livres pesant dans un jour, n'en dissipe pas quatre par les selles et les urines. Le reste est employé à la nutrition , aux autres sécrétions, et perdu par la transpiration insensible.

La marque qu'on est sobre, c'est qu'en sortant de table , on n'est point ni pesant, ni baillant, qu'on ne sent point sa digestion , et qu'on ne perd rien de sa vivacité après avoir mangé.

Tant qu'on digère facilement, on peut manger de tout ce qui est bon sans choix, mais toujours sans excès. Dès qu'on commence à travailler de l'estomac, c'est alors qu'il faut étudier ses alimens. Un estomac, devenu délicat, doit s'abstenir, le plus qu'il peut, des viandes solides et lourdes, de fromages, d'œufs durs, et généralement de tout ce qu'il s'est assuré lui être indigeste, et leur suppléer des viandes légères, comme chairs de volailles, de poissons, ou des légumes, des fruits, etc.; le fromage, en général, n'est bon, que ni trop vieux, ni trop nouveau, et pris en très-petite quantité. L'œuf, pour procurer les bons effets qui lui sont propres, ne doit être ni dur, ni glaireux, mais frais, et d'une substance molle.

Le lait doit se considérer moins comme une boisson, que comme un aliment solide et nourrissant. Le lait étant un chyle tout fait, est trop nourrissant pour en faire un breuvage abondant. Comme le lait, le chyle est une émulsion, c'est-à-dire, une partie huileuse, unie à l'eau par l'intermède d'une substance saline.

Tous les deux sont la matière immédiate de la nutrition. Portés au poumon par la veine sous-clavière, ils sont versés dans le sang pour y subir l'assimilation au sang ou l'émathose ; et quoique le lait ne soit pas aussi nutritif que le chyle, il est toujours imprudent de se remplir d'une grande quantité de ce fluide.

Les maux qui résultent de cet
excès, sont, outre le relâchement
de l'estomac, l'indigestion dans les
secondes voies, par la présence d'une
quantité de fluide nourricier, trop
grande pour être assimilée ; la cru-
dité des humeurs, par la propriété
chyleuse du lait, qui les fait entrer
tout de suite dans les vaisseaux lac-
tés, sans avoir subi le travail de
l'estomac, et le mélange des sucs
gastriques, en un mot, des diarrhées
qui ont pour cause l'atonie et les
crasses glaireuses que le lait dépose
sur l'estomac.

Le breuvage le plus utile est le
vin ; mais il le faut tremper d'eau,
ou si l'on ne veut pas se priver du

plaisir de le boire pur, boire au
moins après lui de l'eau pour le mé-
langer dans l'estomac. Ce n'est qu'en
coupant le vin d'eau, qu'il peut être
de tous les assaisonnemens le plus
favorable à la nutrition; trop pur,
et surtout trop fort, il assourdit la
saveur des alimens, il diminue l'appétit, en resserrant l'estomac par sa
vertu tonique, et nuit à la digestion, en lui donnant un caractère de
fermentation aigre, s'il est pris en
trop grande quantité. L'ivresse, outre
la folie où elle nous jette, qui suffirait
pour la faire proscrire, est une jouis-
sance fausse et dangereuse... *Michel
Montaigne*, dans son vieil et énergique
langage, définit l'ivrognerie comme

un vice grossier et brutal, tout cor-
porel et terrestre, qui altère l'entendement, renverse et étonne le
corps.

〜〜〜〜〜〜〜〜〜〜〜〜〜〜〜〜〜〜〜〜〜〜〜〜

CHAPITRE VII.

—

De la digestion.

> Occupez-vous de la vie, vous
> ne songerez pas à la mort,
> vous dit l'homme du monde;
> mais ne pourrait on pas lui
> répondre : Rendez donc
> l'une plus piquante, ou l'au-
> tre moins repoussante?

Les plus fortes maladies sont
souvent dues à une suite de mauvaises digestions. Si le vice était tou-

jours dans les premières voies , un léger purgatif suffirait pour réta- blir l'ordre ; mais l'ouvrage de la di- gestion ne se borne pas toujours là, quelques-unes des autres coctions en supportent souvent la peine. L'eau et la sobriété sont les meilleurs pré- servatifs des maux dont nous me- nace l'intempérance.

Les médecins distinguent trois sor- tes de digestions , celles des premiè- res voies , c'est-à-dire, de l'estomac et des intestins, dont le résultat est le chyle ; celle des secondes voies, ou des vaisseaux sanguins, dont l'action convertit le chyle en nouveau sang; et la troisième, en l'assimilation ou application de la lymphe nourricière aux parties qu'elle doit réparer, ce qui constitue la nutrition proprement dite.

Il est, on ne peut pas plus important, de surveiller la première indigestion, soit pour le choix et la quantité des alimens, soit en se mettant dans les conditions les plus propres à bien digérer ; parceque jamais les vices de la première digestion ne se séparent de la seconde, et que toujours les vices de la seconde influent sur la troisième ; c'est-à-dire, qu'un mauvais chyle ne produira que du mauvais sang : celui-ci communiquera à toute l'économie animale ses mauvaises qualités. De là naîtront des sécrétions viciu-

ses. La bile , la salive , les sucs gastriques et toutes les humeurs diges-
tives tenant un mauvais caractère du
sang qui les a fournies, reviendront
à leur tour frapper sur la première
digestion qui suivra; d'où résulte
un cercle actif de causes et d'effets ,
sources fécondes de beaucoup de
maladies.

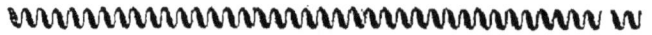

CHAPITRE VIII.

—

Des voluptés.

Dans tous les temps on a dit
du mal des femmes, et dans
tous les temps, je crois,
elles ont plus été les victi-
mes de la calomnie que de
la médisance.

Les voluptés excitées et forcées,
peuvent faire beaucoup de mal; et
celles où nous mène le besoin ne

font que du bien. Il ne s'agit pas de réformer ses passions , il faut seulement les bien conduire.

Plutarque nous dit que Vénus est mal appelée dans un corps trop nouvellement rempli d'alimens et de vin, et qu'on ne l'invoque jamais plus à propos, que quand on est dans une sérénité et un équilibre parfaits.

De toutes les modérations recommandées , la plus souveraine est celle qu'on doit apporter dans l'usage du baume séminal. La semence, la plus précieuse de toutes nos humeurs, est un écoulement de toutes les parties du corps, la portion la plus élaborée, et comme la fleur

de la lymphe nourricière. Par son
séjour dans les vésicules séminales,
elle acquiert encore une perfection
qu'elle doit à l'énergie des parties con-
tenantes, et à l'organe qu'excitent
en elles, les esprits animaux, appelés par les désirs vénériens. Dans cet
état, si on continue encore de la
conserver, sa consistance augmente.
Devenue chaude, active, imprégnée
de feu et de fluide vital, elle éveille
le besoin du coït. Alors la nature
donne elle-même le signal du plaisir, alors les embrassemens sont ar-
dents et féconds, et l'acte amoureux,
si nuisible quand il est répété, est
d'autant plus salutaire qu'il est com-
mandé par la nature.

Coïtus rarus corpus excitat, frequentior
solvit.

De ces vives secousses, de ces ir-
radiations voluptueuses, la matière
séminale reçoit un nouveau degré
de force et d'activité. La semence,
ainsi caractérisée, devient, si elle
est encore retenue, une source de
vigueur et de santé. Reportée dans
le sang, sinon en substance, du
moins quant à cette partie su-
blime appelée *aura seminalis et spi-
ritus volatilis hircinus*, elle lui rend
avec usure les parties balsamiques
dont il s'était dépouillé pour la former. Les solides, stimulés par cet
esprit actif, ont des oscillations plus
fortes, et tous nos fluides s'enrichis-

3*

sent des émanations de ce parfum animal.

Une santé ferme et constante , la jeunesse prolongée, le *robur vegetum* conservé plus long-temps, les maladies plus rares et plus faciles à guérir, et des plaisirs mieux goûtés, seront le prix des privations raisonnables que nous aurons su nous imposer.

La continence trop opiniâtre a aussi ses inconvéniens. Afin de tenir un juste milieu, souvenons-nous qu'il est un usage prudent des plaisirs, et qu'il ne faut jamais prévenir ni surpasser le besoin. Attendons dans le silence des passions que la nature ait parlé, et jusqu'à ce qu'elle ait fait entendre sa voix, évitons tout ce qui peut allumer des désirs factices. Ces caresses déhontées, dit Montaigne, qu'une chaleur irritée nous suggère en ce jeu, sont non seulement indécemment, mais très-dommageablement employées.

Refusons - nous donc constamment à l'appel de la débauche. Ses faux charmes, a dit aussi Sénèque. nous embrassent et chatouillent pour mieux nous étrangler. Si le mal de tête nous venait avant l'ivresse, nous nous garderions de boire ; mais la débauche riante marche devant, et nous cache sa suite perfide. Mes chers confrères, sachez encore ce qu'a dit Montaigne sur le même sujet. Il pense que trop jeune se livrer aux ébats de l'amour, c'est s'avorter ; et trop vieux, c'est se détruire. Il met le trop jeune avant vingt ans, et le trop vieux après cinquante- cinq.

CHAPITRE IX.

———

Du régime.

> Je crois que ce que l'homme a
> gagné en connaissances utiles
> il l'a perdu en sensations, et
> qu'il eût mieux valu pour lui
> savoir un peu moins, et sen-
> tir davantage.

Boerhave réduisait toute la méde-
cine prophylactique à ces trois pré-
ceptes : se tenir la tête fraîche, les

pieds chauds et le ventre libre. On
pourrait y ajouter l'habitude d'un
régime sain et raisonné, comme
nous l'avons dit plus haut.

La règle que nous en avons pres-
crite peut se franchir quelquefois. Il
est bon, disait Pythagore, de sortir de temps en temps de ses bor-
nes ordinaires, soit à table, soit
dans les exercices, pour dévelop-
per toutes ses forces, et donner
au corps et à l'âme un plus puis-
sant équilibre. Nous y sommes d'ailleurs entraînés dans certaines oc-
casions, comme dans des fêtes,
de bals, des festins, des ébats amoureux, etc.

Il est prudent alors de se prépa-

rer quelques jours d'avance à ces
excès prévus, par un peu plus de
modération dans le boire, dans le
manger, les exercices, les voluptés,
etc. On est plus en état de faire
face à une grande quantité d'alimens, de fatigues ou de plaisirs.
Ces cas fortuits, quand ils ne sont
pas trop fréquens, ne tirent pas à
conséquence dans les gens bien constitués, et leur font retrouver l'ordre
accoutumé avec plus d'intérêt.

A ces grands banquets, on peut
manger de tout tant qu'on se sent
de l'appétit, et la force de le sup-
porter; mais on se tue en mangeant
par bravade ou par honte de refu-
ser.

En tout il faut savoir distingner l'appétit de la gourmandise. L'un vient de l'estomac, et l'autre du du palais. Le besoin a une autre manière de demander que la fantaisie. C'est ce que l'instinct connaît mieux que la raison.

S'il y a du danger à trop manger, il y en a aussi à se laisser avoir trop faim. Notre estomac, qui connaît ce qu'il nous faut, souffre autant du vide que de la réplétion. Ce serait l'abus contraire que de se prescrire sans sujet un régime sévère et périodique, et de se faire une habitude de l'abstinence. Il faut s'établir une bonne règle de vivre, mais qui puisse s'accommoder à tou-

tes sortes d'occurrences. Les plaisirs
et le régime doivent avoir une pro-
portion juste. Les jouissances déré-
glées mettent la nature en désordre : une exactitude sèche et triste,
ternit les esprits, et insensiblement
les éteint.

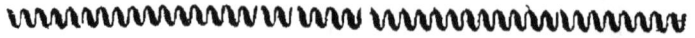

~~~~~~

CHAPITRE X.

—

De l'exercice.

Les jeunes gens ont tant d'attraits pour la danse, et si peu d'horreur pour la mort, que je ne serais pas étonné qu'ils fissent construire des salles de bals dans les cimetières.

Le travail qui occupe l'esprit en même temps que le corps, est le plus souverain, comme le plus agréable de tous les exercices.

On se trompe bien grossièrement quand on s'imagine que, pour être heureux et se bien porter, il faut n'avoir rien à faire. La paresse engendre, outre l'ennui, des maladies par l'état de stagnance où elle nous laisse. Il est honteux et malsain de se laisser aller ainsi au cours du temps : c'est végéter comme un arbre, que de vivre indifféremment, sans communication d'amis, et sans émulation d'honneur ou d'affaires.

Dans un état quelconque, une vie active, occupée, entremêlée de soins et d'intérêts, fait mieux à la santé, non seulement pour ce qui regarde l'exercice du corps (car les forces qu'on laisse oisives se perdent),

mais même par rapport à l'âme,
dont l'énergie est nécessaire au bien-
être du corps. L'exercice de l'esprit
en est si bien un pour le corps, qu'a-
près une étude appliquée de plusieurs heures de suite, on a souvent
vu disparaître de petites indispositions qui n'étaient dues qu'à la lan-
gueur de l'âme.

Hypocrate met la méditation au
rang des exercices, quand il l'appelle une promenade de l'âme. Les
portiques de Platon, les galeries de
Zénon, les jardins d'Épicure et le
Lycée d'Aristote, sont des témoigna-
ges certains que les plus grands
philosophes de la Grèce, qui exer-
çaient leurs professions en se pro-

menant, trouvaient utile de prendre ces deux exercices ensemble. Celui de l'esprit trompe agréablement la fatigue du corps,

Molliter austerum studio fallente laborem.

Les passions de l'âme font au corps humain le même effet que les efforts violens ; elles agitent fortement sur lui ; c'est à leur effervescence qu'il doit cette variété de dispositions qu'il éprouve et qu'il lui est nécessaire d'éprouver continuellement pour né pas tomber dans l'indolence. La sagesse consiste donc à diriger nos passions, et non à les détruire.

La transpiration et l'éveil des fa-

cultés sont le fruit des orages qu'elles
excitent. Cette double réaction, cette
lutte de l'âme et du corps, comme
une mer orageuse, a ses tempêtes qui
en purifient les flots. Que l'homme
ne les craigne donc pas, car il faut
dans la vie, pour le bien même de
la santé, essuyer quelquefois des
traverses, des contradictions; passer
de la crainte à l'espoir, du plaisir à
la douleur, en un mot, éprouver
une variété d'affections qui éloigne
de nous l'anéantissante apathie.

Le repos n'est bon qu'après la
fatigue. Quand on s'est livré à un
travail appliquant et de longue ha-
leine, on doit se laisser refaire par
un peu de tranquillité et donner à

son corps ce qui a pu lui manquer de sommeil et de loisir ; et non pas faire comme ces insensés qui, bien las et épuisés par des travaux contentieux, croient se délasser en se plongeant dans des voluptés et des bombances excessives : puis, affaiblis par les excès de Vénus et de la table, se remettent soudain aux grandes affaires qui les pressent. Le sage ardemment et utilement occupé, ne se délasse qu'à des choses douces et honnêtes, et ne va pas porter le feu des débauches dans ses esprits, déjà trop échauffés par l'étude.

Un des plus grands avantages du travail, est de soustraire l'homme à

l'empire tyrannique des passions,
en l'attachant fortement à son objet.
On voit par là qu'il est essentiel d'en
inspirer de bonne heure le goût aux
jeunes gens, comme un préservatif
contre le dérangement des mœurs,
et surtout à ceux qui joignent une
âme sensible à un tempéramment
bouillant.

Les gens de cabinet, privés de
l'exercice du corps, et qui sentent
leur poitrine faiblir, faute du mouvement que leur état leur refuse,
en ont un d'un autre genre à se procurer, c'est de lire tout haut et de
déclamer à haute voix. Cette action
du poumon le fortifie, en augmente
la chaleur naturelle, y substitue le

sang, nétoie les veines et les artères
de toutes les humeurs superflues
qui pourraient s'y épaissir. Les personnes très-faibles éviteront pour-
tant les cris violens qui pourraient
leur rompre des vaisseaux ou irriter
leurs nerfs; rien n'est plus utile à ces
derniers que le mouvement imprimé
à toutes les parties du corps par les
secousses d'une voiture et les fric-
tions de moyenne force faites avec
ce qu'on appelle brosses d'Angle-
terre. Cette opération attire le sang
dans la partie frottée, met le genre
nerveux en oscillation, et est propre
à favoriser la nutrition de la partie
externe du corps, mais ne doit pas
se faire quand on vient de manger,

de boire ou de se liver aux ébats de l'amour.

Quant à leur nourriture, la qualité savonneuse des herbes potagères et des fruits, est pour les hommes de lettres en général, un préservatif contre la mélancolie, à laquelle la vie sédentaire et la difficulté des digestions les rendent si sujets. La gaîté qu'ils doivent chercher à prendre à table dans des entretiens légers et agréables, détourne la voracité de l'appétit et facilite autant la digestion que les disputes sur des matières graves la troublent. Il leur est bon encore de mettre quelque intervalle entre leur souper et leur coucher, de peur que les morceaux étant trop

crus, et ne faisant que commencer
à bouillir, leur estomac, dans un
sens horizontal, n'en puisse pas
faire aisément la coction; et cet
espace doit aussi se remplir par des
conversations gaies et intéressantes,
plutôt que par des dissertations sé-
rieuses et passionnées.

Le cerveau ainsi exercé, commu-
nique, par le moyen des nerfs, cet
exercice à l'estomac, posé d'ailleurs
dans le sens perpendiculaire qui est
le plus propre ; et ce mouvement
agréable de l'esprit en donne un favorable au corps pour la digestion.
Le sommeil, après dîner, à moins
qu'on'n'y soit dès long-temps accoutumé, comme dans les pays chauds,

apporte un refroidissement qui relâche les forces de l'estomac; un léger mouvement, sans agitation outrée, comme la promenade, est infiniment meilleur.

Le riche paraît si persuadé de l'utilité de l'exercice pour la santé, qu'il a substitué au travail qui fait bien porter le pauvre, des jeux d'ostentation non moins fatigans, la danse, la chasse, le jeu de billard, etc. Ce sont, pour le premier, des moyens de transpirer aussi salutaires, pourvu qu'il en use de même dans la modération nécessaire.

Il existe un usage assez commun après les forts exercices, et dont il est facile de démontrer ici l'erreur;

c'est quand on s'est fort échauffé au
soleil, à la danse, à des jeux où à
un travail violent, de croire se re-
donner des forces en buvant du vin
pur. Ces grandes fatigues suivies
d'épuisemens, donnent à la fibre un
éréthisme sec, au sang, une disposition inflammatoire et une aridité
due au tarissement des parties les
plus séreuses.

Or, le vin pris dans cet état, ne
fait qu'augmenter le mal. L'eau, par
sa qualité humectante, y convient
mieux, soit prise intérieurement,
soit appliquée extérieurement par
des demi-bains. On connaît par la
Bible l'usage qu'avaient les patriar-
ches de laver les pieds aux voyageurs;

et les peuples méridionaux trouvent
un excellent remède et même un
cordial, qui répare leurs forces épui-
sées par la chaleur, dans les bois-
sons aqueuses et aigrelettes qu'ils se
font avec des oranges, des citrons,
des cédrats et ici un verre de vinaigre
dans une potée d'eau légèrement
sucrée, ferait le même effet. La
seule précaution à prendre est de ne
point boire trop frais, lorsque le
corps est très-échauffé.

CHAPITRE XI.

—

Des bains.

La sagesse consiste à faire
tout ce qui peut nous rendre
heureux sans préjudicier à
notre santé, par conséquent
à dompter tous les goûts,
penchants, passions dont
l'usage peut nous devenir
funeste, et à satisfaire mo-
dérément tous nos goûts.

Il y a deux sortes de bains, et d'un
effet bien différent.

Le bain froid convient aux jeunes

gens bien constitués; il leur endur-
cit le corps et le rend moins sujet à
_être offensé des qualités de l'air. Dans
un âge avancé, il resserre trop les
pores de la peau, qui sont déjà moins
ouverts. En tout temps, il convient
d'avoir l'estomac vide quand on s'y
présente. La meilleure manière de le
prendre est d'y joindre l'exercice de
la natation; les mouvemens vifs et
pressés du nageur, appliquant l'eau
fortement à la superficie du corps, et
la force de cet exercice ouvrant les
pores et raréfiant le sang, le met en
état d'absorber la quantité du fluide
aqueux dont il a besoin pour se ra-
fraîchir. Ceux qui ne savent pas
nager feront bien, s'ils prennent des

bains de rivière, de s'agiter et de
plonger de temps en temps. Les parties qui n'ont point trempé sont or-
dinairement le siège des rhumes et
des catarrhes.

Les bains chauds conviennent
mieux aux tempérammens faibles et
aux personnes âgées. Ils fondent,
dissolvent insensiblement les amas
d'humeurs qui ne pouvaient pas
s'exhaler, ôtent les douleurs sourdes
et la lassitude des membres. Il est
cependant bon d'observer qu'il faut
tenir son eau dans un degré moyen
de température, les bains trop chauds
ayant, entre autres inconvéniens,
celui d'affecter les nerfs trop déli-
cats.

4*

Quoi qu'on dise de ces deux espèces de bains, quand on se sent en
sa disposition naturelle, assez fort
et assez robuste, il vaut mieux n'en
pas prendre l'habitude, et ne faire
usage du bain tiède ou d'eau cou-
rante que pour se laver seulement
par propreté, et sans y rester trop
long-temps.

vvv

CHAPITRE XII.

Du signe des maladies.

Ce n'est pas le monde que
l'homme noblement organi-
sé regrette, il n'est assuré-
ment pas assez aimable pour
cela ; c'est son être, c'est-
à-dire, l'assemblage des facultés au milieu desquelles
il a vécu , c'est par conséquent son monde à lui, et
non celui des autres.

Les signes du dérangement de
notre santé, par quelques causes
morbifiques, sont le moins d'apti-

tude à boire, à manger, à faire ses fonctions, ses exercices; les insomnies ou mauvais rêves pendant le sommeil; les mélancolies sans sujet; les frayeurs sans raison; les colères fréquentes et mal à propos.

Les pesanteurs, les lassitudes qui viennent d'elles-mêmes, pronostiquent quelquefois des maladies qu'on détourne souvent par le repos, la diète et l'eau.

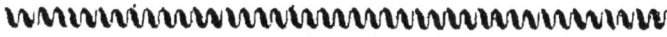

CHAPITRE XIII.

Des médicamens.

C'est un abus sujet à bien des inconvéniens que le fréquent usage
des médecines. Il ne faut jamais user

des purgations, des vomitifs, sans
une très - grande et indispensable
nécessité. Ces expédiens surnaturels
apportent de trop grandes émotions
au corps.

Le vomissement surtout donne et
entretient un appétit factice et dan-
gereux, en ce que les alimens fi-
nissent par ne plus passer que d'une
manière avortée et imparfaite.

Les digestions sont accompagnées
de grands battemens de pouls, de
douloureuses tentions , d'étouppe-
mens des conduits et rétentions des
vents, qui, au lieu d'attendre les
naturelles éjections, répandent leurs
ravages dans tout le corps. Quant
aux laxations du ventre par le moyen

des drogues étrangères, elles chan-
gent la vertu naturelle des intestins
et les remplissent d'humeurs incom-
patibles avec notre tempéramment,
pour en chasser celles qui lui seraient
plus analogues.

Ne pourrait-on pas adresser à bon
droit aux personnes qui se purgent
habituellement à chaque printemps,
ou qui prennent de temps en temps
et sans raison des médecines appelées de *précaution* , cette phrase
plaisante de Montaigne : « faites or-
» donner une purgation à votre cer-
» velle, elle y sera mieux employée
» qu'à votre estomac ? » Ce sage et
profond penseur dit aussi, au sujet
des drogues :« Le naturel qui accep-

terait la rhubarbe comme fami-
lière, en corrómprait l'usage; il
faut qu'elle blesse notre estomac
pour le guérir, et ici manque la règle
commune que les choses guérissent
par leurs contraires, car le mal y
guérit le mal.

La meilleure de toutes les prati-
ques est donc de maintenir par une
sobriété et un bon ordre habituels
son corps toujours bien disposé,
pour qu'il puisse soutenir acciden-
tellement une réplétion. Si enfin on
était forcé de provoquer le vomissement pour évacuer des alimens trop
crus et qu'on sentirait ne pas pouvoir se digérer, il ne faudrait pas
encore employer pour cela aucune

drogue médicinale. Car comme les
linges qu'on nétoie avec de la soude
et de la cendre, que l'on frotte de
savon, s'usent bien plus vite que
ceux qu'on ne fait que laver avec de
l'eau simple, de même les vomisse-
mens qu'on excite avec des matières
corrosives, offensent bien plus l'estomac, en usent le velouté, et en gâ-
tent nécessairement la complexion.

On peut se procurer ces vomis-
semens avec de l'eau tiède, ou par
la titillation du pharynx, pour l'éva-
cuation des entrailles, il ne faut que
la diète et l'eau. L'eau délaie les
humeurs et précipite au dehors tout
ce qui est impur et nuisible, pendant que, par la diète, l'action

systaltique des vaisseaux continue de
battre et d'assimiler, d'où résulte
une coction naturelle et sans avorte-
ment. On peut y joindre encore
quelques lavemens simples ; souvent
un peu de ces viandes qui relâchent,
comme le veau et autres, accélère
l'effet de ces simples moyens.

Platon nous dit, dans un passage
ainsi traduit par ce même Montaigne,
« que de trois sortes de mouvemens
» qui nous appartiennent, le dernier
» et le pire est celui des purgations,
» que nul homme, s'il n'est sot, ne
» doit entreprendre qu'à l'extrême
» nécessité. On va troublant et
» éveillant le mal par oppositions
» contraires ; il faut que ce soit la

» forme de vivre qui, doucement,
» l'allanguisse et reconduise à sa fin.
» Les violentes harpades de la dro-
» gue et du mal sont toujours à notre
» perte, puisque la querelle se dé-
» mêle chez nous, et que la drogue
» est un secours infiable, de sa na-
» ture ennemi à notre santé, et qui
» n'a accès en notre état que par
» le trouble. »

Ces avertissemens généraux peuvent nous servir à détourner beaucoup de maladies, mais ne préservent
pas de toutes. Quand Horace a dit
qu'à trente ans l'homme devait être
son médecin, il entendait sans doute,
qu'auparavant, chacun devait con-
naître à peu près l'état habituel de

son pouls, pour être averti de ses
divers changemens, étudier sa complexion pour savoir si l'on est d'un
tempéramment bilieux ou sanguin,
sec ou chaud, distinguer les alimens
qui font bien ou qui font mal; car
c'est une ignorance honteuse que
de questionner un autre sur ce qui
se passe en nous-mêmes; demander
à son médecin ce qui est facile à digérer ou ce qui ne l'est pas, telle
chose nous relâche, ou telle autre
nous resserre, est, selon moi,
aussi ridicule que de lui demander
ce qui est amer ou ce qui est doux
des morceaux que l'on mange.

Faire un sage emploi de ces facultés, être modéré en tout, voilà

en quel sens chacun peut et doit être son médecin ; mais est-on sérieusement malade ? La raison veu que l'on ait recours aux conseils de l'homme qui est dépositaire de l'expérience de tous les siècles. Et comment chacun serait-il alors son propre médecin ? L'entendement est-il sain quand le corps est malade ? Qui osera se flatter de conserver sa présence d'esprit dans la douleur, dans les angoisses ? Les gens de l'art même, n'osent pas alors se confier à leurs propres lumières.

Tout ce que nous venons de dire concernant la santé, se réduit donc à ces trois grands principes : User d'un régime modéré, s'abstenir de

remèdes, et bien conduire ses passions. Sur les deux premiers, Saint-
Evremond a dit : « Vous ne sauriez
avoir trop d'attention pour le régime,
trop de précaution contre les remèdes. Le régime entretient la santé et
les plaisirs. »

Les remèdes sont des maux pré-
sens, dans la vue incertaine du bien
à venir; et J.-J. Rousseau, sur les
passions : « La sagesse humaine et
la route du vrai bonheur consistent
à régler ses desirs sur ses facultés, et
à mettre en égalité parfaite sa puis-
sance et sa volonté. (Pour pouvoir
tout ce qu'on veut, il faut né vouloir
que ce qu'on peut.)

FIN.

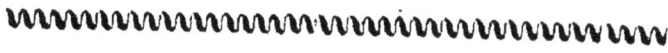

TABLE DES MATIÈRES.

FIN DE LA TABLE.

8°

www.ingramcontent.com/pod-product-compliance
Lightning Source LLC
Chambersburg PA
CBHW071211200326
41519CB00018B/5469